AYUNO INTERMITENTE

6 métodos eficaces para perder peso, fortalecer los músculos, aumentar su metabolismo, conseguir una óptima condición cetogénica, y mantener la salud a todo nivel!

Tabla de contenidos

se celebrarán responsabilidades en este punto en contra de la editorial para efectos de reparación de cualquier tipo, daños o pérdidas económicas debido a la mala implementación de la información contenida en este documento, ya sea directa o indirectamente.

Todos los derechos quedan reservados a los respectivos autores de la obra, ningún derecho se concede a la casa editorial que la públia.

La información que aquí se ofrece se da con fines puramente informativos, y por lo tanto es universal. La presentación de la información se da sin contrato ni garantías de ningún tipo.

Las marcas comerciales que se utilizan en el presente documento se dan sin previo consentimiento, y la publicación de determinada marca se da sin permiso o respaldo alguno del propietario de la marca. Todas las marcas comerciales y nombres empresariales citados en este libro se dan con el único fin de aclarar los propósitos relativos para los que fuesen citados y son propiedad de sus dueños legales, quienes en modo alguno están asociados con este documento.

Exención de responsabilidad médica

Usted comprende y acepta que cualquier información contenida dentro del presente libro se brinda siguiendo estricta y únicamente los propósitos educativos y de información en términos aceptados de modo general, no específico. Usted entiende que tal información no pretende perseguir ningún otro propósito ni mucho menos pretende ser tomada como consejo médico.

Usted comprende y acepta que dicha información en ningún modo está completa o es de carácter exhaustivo, y que, como resultado, dicha información no abarca todas las condiciones, desórdenes, problemas relacionados con la salud, o tratamientos respectivos. Usted entiende que siempre debe consultar a su médico u otro profesional de la salud para determinar la idoneidad de esta información para la correcta aplicación según su propia situación, o si necesitara realizar alguna consulta con respecto a una condición médica o plan de tratamiento.

Usted comprende y acepta que tanto los productos como los proclamados beneficios relacionados a ellos, no han sido evaluados por la Administración de Alimentos y Medicamentos de Estados Unidos (FDA) y no han sido aprobados para el diagnóstico, tratamiento, cura o prevención de enfermedades. Consecuentemente, usted reconoce que no está poniendo su confianza en manera alguna, en la injerencia y competencia de la FDA al respecto, puesto que éste organismo no ha aprobado los proclamados beneficios que pudieran hacerse sobre tales productos.

Usted acepta la no utilización bajo fines de diagnóstico y/o tratamiento de cualquier problema de salud, ni bajo fines de prescripción de cualquier medicamento o tratamiento médico, de ninguna información contenida en nuestro libro, incluyendo, pero no limitándose a, las descripciones de productos, testimonios de clientes, etc.

El usuario reconoce y acepta que todos los testimonios que se encuentran en nuestro libro son estrictamente la opinión de la persona que los brinda y cualquier resultado o mejoría que dicha persona en su exposición afirme haber obtenido será tomado como una experiencia de naturaleza exclusivamente individual, enteramente de su propia y exclusiva responsabilidad; se deduce que, los resultados que usted consiga siguiendo un método similar pueden variar.

Usted reconoce y acepta que dicha información está basada en la experiencia personal y no podrá tenerse como sustituto de un correcto asesoramiento médico profesional. Siempre deberá consultar a su médico u otro profesional de la salud antes de cambiar su dieta o comenzar un programa de ejercicios adecuado

A la luz de lo antedicho, usted reconoce y acepta que no somos responsables y no asumimos responsabilidad alguna por los efectos de cualquier información contenida en este libro, así como su dependencia de ella. En ningún caso seremos responsables por daños directos, indirectos, consecuentes, especiales, ejemplares, o de otro tipo relacionados con el uso de la información contenida en nuestro libro.

Este libro ofrece información sobre salud, nutrición y el mundo del fitness y ha sido diseñado sólo para fines informativos y educativos. No se debe confiar en esta información como un sustituto de, ni reemplaza, el asesoramiento médico profesional, diagnóstico o tratamiento. Por favor, se le requiere discutir todas las cuestiones médicas y nutricionales con su proveedor de atención de la salud. Siempre que tenga alguna inquietud o pregunta sobre su salud, deberá consultar con un médico u otro profesional de la salud respecto a lo que lo preocupa.

La Administración de Alimentos y Medicamentos no ha evaluado las declaraciones contenidas en este libro. Las declaraciones publicadas en este libro no han sido destinadas a la finalidad de diagnosticar, tratar, curar o prevenir ninguna enfermedad.

El lector no deberá pasar por alto, evitar o retrasar la obtención de consejo médico o de salud por parte de su doctor, idóneo profesional de la salud, por causa de algo que haya leído en este libro. El uso de cualquier información proporcionada en este libro queda bajo su propio riesgo y responsabilidad. Los avances realizados en el área de la investigación médica pueden afectar y variar la información sobre la salud, la nutrición, o el mundo del fitness, temas tratados en el presente libro. Consecuentemente, no se puede garantizar que la información presentada en este libro incluya siempre los resultados o avances más recientes en relación con las materias que son objeto del mismo.

Se da fe de que la información proporcionada por este libro es exacta de acuerdo al momento preciso de su producción, ésta información está basada en nuestra investigación bajo nuestros lineamientos y aplicando nuestro juicio en el más alto grado ético.

Todos los usuarios de la presente obra están de acuerdo en que el acceso a este libro y el uso que hagan del mismo queda bajo su propia acción y riesgo. Este libro, o el autor, no asume ninguna responsabilidad por la información contenida en el presente documento, ya se trate de responsabilidad directa, indirecta, consecuente, especiales, ejemplares, ni de ningún otro tipo; se contemplan también las pérdidas intangibles, como resultado de: (i) el uso o la imposibilidad de utilizar nuestro libro, nuestros servicios, o cualquier servicio o producto de cualquier tercero; o (ii) se incluyen las declaraciones o conducta de cualquier tercero que sean pertinentes.

Si el lector se encuentra en los Estados Unidos y cree que está teniendo una emergencia médica, llame a su profesional de la salud, o al 911 inmediatamente.

Introducción

Gracias por tomarte el tiempo para descargar este libro: Ayuno Intermitente: 6 métodos eficaces para perder peso, fortalecer los músculos, aumentar su metabolismo, conseguir una óptima condición cetogénica, y mantener su salud.

Este libro cubre el tema del ayuno intermitente, ha sido diseñado para enseñarle al lector: ¿qué es el ayuno intermitente? Las diferentes formas en las que éste se lleva a cabo, y las razones por las que puede ser una muy buena iniciativa para poner su vida y su salud sobre sólidas bases. No solo lo llevará de la mano a lo largo de diversas rutinas, sino que procurará proponerle una variedad de horarios en los que las puede implementar. Lo importante a saber sobre el ayuno intermitente es que no es una dieta, sino más bien una ventana en el tiempo dentro de la cual deberá de ingerir sus calorías. Usted verá que no se le requerirá, necesariamente, que coma más o menos calorías de las que actualmente está consumiendo.

Los seres humanos no siempre han comido cada 3-4 horas como se tiende a hacer hoy en día, ahora sabemos que nuestros cuerpos están diseñados para sobrevivir e incluso prosperar en condiciones difíciles. De la misma manera que en la era del Paleolítico nuestros antepasados, hombres y mujeres cavernícolas, tenían que cazar y matar a sus alimentos, de la misma manera hemos heredado el que nuestros cuerpos, acostumbrados a la caza y la recolección de nuestros alimentos desde aquellos prehistóricos tiempos, utilicen el almacenamiento de éstos alimentos guardándolos sabiamente para el invierno o tiempos difíciles. El hombre de hoy se sorprendería, ¡y mucho! al constatar la gran facilidad con la que el cuerpo humano hoy en día puede adaptarse a la modalidad del ayuno durante prolongados periodos de tiempo, de ser necesario, y lo bien que puede implementar tal costumbre a su vida diaria. El ser humano moderno no solo come más que nunca sino con mucha mayor frecuencia, tal como nunca antes lo había hecho.

¡Una de las cosas más maravillosas acerca del ayuno intermitente es que en realidad es tan simple que es facilísimo añadirlo o volverse fanático de él, y asimismo es lo suficientemente efectivo como para ofrecer rápidos resultados! ¡Además, el ayuno es una forma completamente libre de cambiar su vida y perder peso que usted puede comenzar hoy! En realidad, el ayuno es gran un instrumento que tiene el potencial de cambiar y transformar su vida, sin necesidad de invertir

un solo centavo en ello! ...a decir verdad, le ahorrará mucho dinero! También es mucho más flexible que otras populares dietas para perder peso, lo que permite adaptar esta fascinante modalidad a los requerimientos específicos según su estilo de vida.

Para cuando haya terminado de leer este libro, usted gozará de una correcta comprensión acerca del ayuno intermitente, sabrá cuándo y cómo comenzar, qué debe de comer durante este tipo de ayuno, cómo ejercitarse durante este proceso, cuáles son los beneficios en la salud obtenidos gracias a este poderoso régimen y cuáles son las bases científicas en las que se sostiene.

Capítulo 1: Visión General del Ayuno Intermitente.

El ayuno intermitente está ganando popularidad como un reconocido método para perder peso y sentirse más saludable. El ayuno es una práctica muy útil que los seres humanos siempre han aplicado en determinados momentos de su vida, ya sea porque la comida no estaba disponible o por razones religiosas. Muchas personas consideran que los períodos de ayuno son una práctica más sana y natural que comer entre 3 y 4 comidas al día, todos los días. En realidad, el cuerpo humano está diseñado para funcionar sin comer durante períodos de tiempo prolongados.

El elemento básico, principal, en el cual se basa el ayuno intermitente consiste en ir combinando períodos de no comer nada con períodos de ingerir alimentos con normalidad, alternar éstos periodos es la clave y la base de éste régimen. Existen varias maneras por las que ésta rutina puede llegar a implementarse con éxito, seis de las cuales serán discutidas en un capítulo posterior.

Se ha sugerido que el ayuno intermitente podría ser más eficaz para los hombres que para las mujeres, sin embargo, ambos sexos han visto resultados en los respectivos estudios. Por otro lado, son las personas propensas a desarrollar trastornos de la alimentación, quienes con mayor probabilidad necesitarán encontrar un método alternativo para una dieta saludable.

Al inicio de una rutina de ayuno intermitente, muchas personas expresan su preocupación por cómo se sentirán en el proceso. Es posible que tu amable lector, te preocupes pensando que vas a ser un gruñón por la mañana si dejas el desayuno de lado. A decir verdad, efectivamente, es posible que te vuelvas un poco gruñón, al menos al principio. Sin embargo, ten presente que, la idea de que la gente tiene que comer cada 3 horas o algo así, es una cosa mental. Puede que tengas que entrenar a tu cuerpo para entender que no necesita ingerir alimentos con frecuencia para sobrevivir.

Lo mejor será pensar en el ayuno como un efectivo método de limpieza para tu cuerpo. En efecto, tu cuerpo suele inspeccionarse a sí mismo para neutralizar los radicales libres, mientras que va recogiendo las células dañadas y las recicla para conservar la energía que queda en ellas.

Pero, ¿por qué las personas recurren al ayuno intermitente en número cada vez más creciente? ¿Por qué la demanda por éste tipo de ayuno va en aumento? He aquí una lista de algunos de sus muchos beneficios:

- Se pierde peso. El ayuno intermitente puede ayudarte a perder peso, específicamente la grasa localizada en el vientre. Debes de saber que, en realidad, cuando no te encuentras en un período de ayuno, no es necesario restringir tu ingesta de calorías. El ayuno a corto plazo también puede aumentar su metabolismo, por lo que el beneficio es grande ya que está ayudando a ambos lados de la ecuación sobre las calorías.

- Puede retardar el envejecimiento. Estudios realizados con ratas de laboratorio demostraron que las ratas que hicieron el ayuno intermitente vivieron entre 36 y 83% más que aquellas que fueron alimentadas de manera regular, diariamente.

- • Es bueno para tu cerebro. El ayuno intermitente ha demostrado tener el potencial de aumentar la producción de la hormona del cerebro BDNF (Brain-derived neurotropic factor) o "Factor Neurotrópico Derivado del Cerebro", que puede ayudar al crecimiento de nuevas células nerviosas. Los estudios también han demostrado que puede proteger contra la enfermedad de Alzheimer. Un estudio realizado en 2007 en el Journal of Neurobiology of Disease, encontró que los ratones con la enfermedad de Alzheimer puestos bajo régimen de ayuno intermitente obtuvieron mejores resultados en pruebas de memoria en comparación con los del grupo de control que padecía de la enfermedad y que no fueron puestos bajo el mismo régimen de ayuno intermitente.

- Puede otorgar claridad mental y mayor calidad a tu estilo de vida. La grasa está considerada como una de las fuentes más eficientes de combustible para hacer funcionar a tu cuerpo, estimado lector. Tu cerebro consume una gran parte de la energía que utiliza todo tu organismo. Poner a tu cuerpo bajo un entrenamiento específico en base a sus reservas de grasa puede ayudar a reducir la confusión mental y otorgarle claridad mental a tu cerebro. Esto se conoce como "adaptación a las grasas". Tan solo piensa que la mayoría de nosotros tenemos un promedio de 40.000 calorías de grasa en nuestro cuerpo alrededor de nuestros órganos en comparación con 1.200 a 1.500 calorías de glucógeno.

- Reduce el azúcar en la sangre. Con el ayuno intermitente, el cuerpo disminuye su resistencia a la insulina. Esto ayuda a prevenir el desarrollo de diabetes mellitus tipo 2.

- Es muy saludable para el corazón. Algunos factores de riesgo comunes de las enfermedades del corazón son el colesterol LDL, los marcadores inflamatorios, los triglicéridos en la sangre, el azúcar en la sangre y las enfermedades del corazón. El ayuno intermitente puede ayudar a reducir todas esas cosas negativas. De hecho, nuevas investigaciones sobre las LDL han demostrado que los niveles de LDL pueden leerse de dos maneras. Uno de ellos es el LDL-C que se refiere a la concentración y el otro al tamaño de las LDL-P con referencia a las partículas de LDL. Mientras mayor sea el tamaño de las partículas de LDL menor será el riesgo para la salud que lo que significaría un aumento de la concentración de LDL.

- Puede ayudar a prevenir el cáncer. Varios estudios realizados en animales sugieren que el ayuno intermitente, posiblemente, puede ayudar a prevenir el cáncer. En efecto, la restricción calórica IF ha sido ya correlacionada fuera de toda duda con una disminución de la IGF-1 una hormona relacionada con el envejecimiento y el cáncer.

- Reduce la inflamación. Ciertos estudios han demostrado reducciones en los marcadores de la inflamación, que es un factor contribuyente y elemento principal de muchas enfermedades crónicas.

Además de todos los beneficios para la salud que acabamos de enlistar, este tipo de ayuno también hace que su vida sea más simple y sencilla, más fácil de llevar. Y ¿cómo lo hace?... al tener que hacer menos comidas libera su tiempo para hacer otras cosas. Usted tiene menos comidas para planificar y menos gastos a la hora de comprar. Esto constituye un verdadero alivio para muchas personas.

Entonces, ¿qué es lo que le ocurre a tu cuerpo mientras te encuentras ayunando? Algunos de los cambios principales que ocurren en tu organismo son:

- Reparación de las células dañadas: Cuando nos encontramos en ayunas, el organismo pone en marcha procesos tales como la autofagia, que es cuando las células digieren o utilizan de otras maneras las proteínas viejas y disfuncionales, como por ejemplo el tejido muerto que se ha acumulado en el cuerpo.

- Conteo de insulina en gota: Tanto los niveles de insulina en la gota de sangre, como la sensibilidad a la insulina, mejoran enormemente durante un ayuno. Esto permite que la grasa corporal almacenada pase a ser más accesible para ser utilizada.

- Hormona de Crecimiento Humano: Los niveles de hormona de crecimiento humano (HGH) se disparan durante un ayuno. Hay muchos beneficios para la salud asociados con esto, incluyendo una mayor capacidad para perder peso y construir músculo a la vez. Otros beneficios incluyen:

  - fortalece los huesos.

  - Promueve el crecimiento del cabello y las uñas.

  - Mejora la circulación.

  - Protege a los órganos previniendo su declive, algo que se produce con la- edad.

  - Reduce los signos y los indicadores del envejecimiento.

- Quema la grasa almacenada: Cuando tu amable lector comes, tu cuerpo digiere y utiliza los alimentos para obtener energía durante las próximas horas, pero la verdad es que lo hace solo por pocas horas pues el resto de calorías las almacena en forma de grasa. El ayuno intermitente hace que tu cuerpo tenga que recurrir a las grasas almacenadas para obtener energía. Esto se conoce como cetosis y la capacidad de tu cuerpo para acceder a estas grasas se llama "adaptación a las grasas".

Antes de comenzar un programa de ayuno intermitente, es importante que tengas en cuenta tu dieta. No tendrás éxito si las calorías que ingieres son las equivocadas. Si tu dieta consiste en alimentos procesados, el ayuno intermitente no podrá funcionar apropiadamente en tu organismo. Los elementos que VERDADERAMENTE necesitas incluir en tu dieta son los hidratos de carbono, proteínas vegetales saludables y grasas saludables. Ejemplos de grasas saludables son el aceite de coco, los huevos, aguacates, frutos secos crudos, y el aceite de oliva.

Cuando estés ayunando, es necesario que limites la ingesta de agua y líquidos. Ejemplos de esto son el agua, el café y el té, o las cadenas ramificadas de aminoácidos. Muchas personas consideran como una trampita aceptable el hecho de añadir un poco de leche de coco o leche entera de vaca a su café, pero la realidad es que la leche y el coco son altos en calorías.

Capítulo 2: 6 maneras de practicar el ayuno intermitente.

Con el fin de tener éxito durante el ayuno intermitente, es necesario encontrar un método que pueda encajar en tu estilo de vida actual. Aquí hay 6 formas populares de adaptarlo.

1. **Método 16/8:** Este método es tan popular que el siguiente capítulo de este libro está dedicado a explicar cómo empezar a practicarlo. Básicamente, implica no comer durante 16 horas todos los días y luego tener una ventana de 8 horas en la que se pueda comer de 2 a 3 comidas. También se conoce como el protocolo de Leangains. Si tu lector eres una de esas personas especiales que puede saltarse el desayuno sin problemas, y ya lo haces de manera natural, puede que entonces te resulte fácil de adoptar este método. Simplemente no ingieras ni siquiera el más mínimo bocado después de la cena y para cuando la hora del almuerzo comience a rodar en el día siguiente habrán transcurrido probablemente alrededor de 16 horas, justo el lapso de tiempo que este método requiere. Muchos expertos del área de la salud recomiendan a las mujeres cambiar ligeramente este horario y comer después de 14-15 horas, ya que parecen tener mejores resultados con un ayuno un poco más corto. Durante el período de ayuno, es bueno beber agua o tomar bebidas que sean no-calóricas, tales como el té o el café. Para que este régimen funcione como un método de pérdida de peso efectiva, es importante que comas alimentos saludables durante tu ventana

de 8 horas de "no-ayunar" en lugar de ir por un montón de alimentos procesados o refinados, totalmente negativos. A muchas personas les resulta fácil adaptarse a este método de ayuno intermitente y se vuelve una práctica totalmente natural para ellos, algo que hacen sin ningún esfuerzo. Las ventajas de este método incluyen la capacidad para ahorrar dinero porque estarás comiendo menos comidas, ya no tendrás que pasártela contando o sumando calorías, mientras que quemas la grasa a gran velocidad. Como puntos en contra de este método puede considerarse que es un régimen muy estricto en cuanto a lo que se puede comer. Es bueno para las personas que se consideran adictos al gimnasio y atletas de resistencia. Martin Berkhan fue quien desarrolló este método.

2. **Coma-Pare-Coma:** Con el fin de sacarle todo el éxito posible a éste método, te recomiendo que hagas un total de 24 horas de ayuno, sea una o dos veces a la semana. La mejor manera de lograr esto es pasar de una comida a otra. Un ejemplo muy ilustrativo sería terminar la cena a las 7 pm en un sábado, y no comer hasta las 7 pm el domingo. También puedes ir desde el desayuno hasta el desayuno o del almuerzo para el almuerzo, lo que sea más conveniente para tu estilo de vida. Una vez más, el agua y cualquier otra bebida sin calorías será lo mejor. ¡Comer con normalidad durante los períodos de no-ayunar, pero elegir preferiblemente los alimentos saludables y no la comida chatarra, vamos a hablar claro, es simple basura! Puede que te resulte demasiado difícil ir a las 24 horas de inmediato y entonces necesites mayor tiempo de adaptación, empieza con 15-16 horas al principio y trabaja el método a partir de ahí. Esta

técnica conlleva un gran nivel de auto-disciplina, por lo que puede ser preferible comer como lo harías normalmente la mayor parte de los días de la semana y enfocar tu ayuno eligiendo sólo un día o dos para practicarlo. Las ventajas de este método incluyen que requiere menos fuerza de voluntad porque sabes que tu aguante es limitado. También tienes carta libre para comer lo que quieras, siempre y cuando lo hagas con moderación. Es a Brad Pilon a quien se le atribuye la creación de este método de ayuno intermitente.

3. **La Dieta 5:2:** Esta dieta es muy similar a Coma-Pare-Coma, pero no requiere que ayunes de corrido por 24 horas. Para realizar este método, usted procederá a comer normalmente durante 5 días a la semana, limitándote a 500-600 calorías en un día dos veces por semana. Las mujeres se supone que deben aspirar a 500 calorías y los hombres a 600. Generalmente se dividen dos comidas pequeñas durante el día. Los dos días de conteo de calorías no deberán de ser consecutivos. Este método ha tenido la menor cantidad de investigaciones realizadas y los críticos se han apresurado a señalar que no existen estudios científicos que demuestren su eficacia. Además, el hecho es que a muchas personas les gusta el ayuno intermitente por la razón de que no tienen que contar las calorías; sin embargo, éste método requiere que hagas un correcto seguimiento de las calorías que estás comiendo.

4. **La dieta de Guerrero:** ¡A ayunar todo el día!, y luego de parranda y fiesta por la noche si quieres probar la dieta guerrero! Te recordará con toda seguridad a aquella película de vikingos donde los

guerreros vuelven a casa al albergue y se ven jaulas y platos de comida. En éste régimen, durante el día se le permitirá al ayunador mandarse un bocado de frutas y verduras, siempre y cuando estén crudas y luego por la noche podrá darse benevolentemente a una comida gigante. Técnicamente tendrás una ventana de 4 horas para comer en la noche, pero la mayoría de los usuarios de este método eligen darse una comida grande. Este método coincide con la "dieta paleo" en la que la gente trata de pegarse a los alimentos sanos y naturales, vale decir sin procesamiento industrial de ningún tipo, lo que buscan es que estos se asemejen tanto como sea posible a los alimentos silvestres que se pueden encontrar en la naturaleza. De entre todas las dietas que se han vuelto populares en los años recientes, la dieta del guerrero fue la primera en incluir un tipo de ayuno intermitente. Las ventajas de este método son que se pueden comer bocadillos y es muy, muy saludable hacerlo. Las desventajas son que tú tendrás que controlarte mucho a ti mismo y asegurarte de que estás haciendo una selección de alimentos verdaderamente saludables. Sin contar las frutas y verduras crudas que podrás comer, te encontrarás ayunando por un total de 20 horas todos los días sin excepción. La creación de éste método es atribuida a Ori Hofmekler. Hay algunas similitudes entre este régimen y el Ramadán o los 30 días ayuno musulmán, pero desde luego hay que enfatizar, que se trata de algo mucho más espiritual.

5. **Ayunar alternando los días:** Si te sientes bien preparado para el desafío, puedes tratar de ayunar cada dos días. Puedes optar por un ayuno estricto o limitar tu consumo de calorías hasta

aproximadamente 500 cada dos días. Muchos de los estudios científicos que demuestran los beneficios en la salud del ayuno intermitente utilizan una forma de ayuno en días alternos. Se trata, sin embargo, de un método extremo que no debe ser intentado por los principiantes. Si decidieras utilizar este método, lo ideal sería que te mantengas comiendo al menos una vez al día, llevando tu ayuno, por ejemplo, a partir de la hora de la cena, y ahí empezar a aplicarlo de "cena a cena" subsiguientemente. Las ventajas de este tipo de ayuno son que podrás experimentar una rápida pérdida de peso; las personas suelen perder un promedio de 1.2 libras a la semana. No se requiere tanta fuerza de voluntad como en los métodos previos, ya que se puede comer un poco en los días de ayuno y siempre podrá comer un poco más al día siguiente. Las desventajas son que tendrás que ser muy, muy cuidadoso para no darte sendos atracones en tus días de no-ayuno. El Dr. James Johnson creó este tipo de ayuno intermitente cuando se dio cuenta de que es imposible para la mayoría de las personas el mantener una restricción de calorías consistente.

6. **Saltarse las comidas**: para ser honestos, no es necesario seguir un horario muy estricto cuando se quiere obtener algunos de los beneficios del ayuno intermitente. Es un mito en la sociedad actual el pensamiento de que tenemos que comer cada poca hora o vamos a empezar a perder el tono muscular y comenzaremos a morir de hambre. Si no se siente hambre o está demasiado ocupado como para parar y comer, sólo tiene que saltarse una comida. El cuerpo humano está realmente preparado para sobrevivir a una hambruna por lo que saltarte una comida o dos no te causará ningún daño, amable lector. Saltarse

una comida o dos cuando realmente ves que tus objetivos se cumplen es lo mejor para ti, esto sería, básicamente, un ayuno intermitente espontáneo hecho de una manera muy natural. Sólo asegúrate de que cuando te encuentres en el momento de "no ayuno" la comida que elijas sea lo más sana posible.

No importa el método que hayas elegido, lo realmente importante es tomar buenas decisiones al momento de escoger los alimentos. No importa cuánto tiempo practicaste el ayuno si al final terminas llenándote de comida basura durante tus períodos de alimentación.

Un método mucho menos común de ayuno intermitente es el conocido como el modelo "rápido / fiesta". En este modelo, se come lo que se desee durante 24 horas y luego se pasa al ayuno de inmediato durante un lapso de 36 horas. A continuación, se repite el método. Se ha sabido que es excelente para promover la rápida pérdida de peso. Sin embargo, la mayoría de la gente no quiere ayunar y dejar sus alimentos durante tanto tiempo y suelen caer en la tentación de practicar sus "trampitas" hasta tal extremo que el ayuno no les funcione en absoluto, nada de resultados.

¿Cómo saber qué método es el adecuado para mi? En primer lugar, se realista acerca de tu personalidad, tu nivel de fuerza de voluntad, y tu estilo de vida actual. ¿De verdad puedes aguantar no tener aquel enorme desayuno los domingos? ¿Te ves a ti mismo sin comer durante 24 horas completas? Estas son las preguntas que sólo se puede responder el lector a sí mismo.

Capítulo 3: El "Método 16/8" Explicado Paso a Paso.

No importa qué tipo de dieta estás tratando de practicar, la pérdida de peso es una cuestión puramente de comparación entre las calorías que ingresan y las calorías que salen. Lo interesante de comer en una ventana de 8 horas es que sólo puedes comer hasta que te sientas lleno. Esto significa que es importante comer en función de tus niveles de energía y actividad. He aquí un ejemplo de un menú que puede utilizarse para iniciar el "ayuno intermitente 16/8".

Mi mejor recomendación para la práctica de tu ventana de 8 horas dependerá de tu programa de entrenamiento que estés siguiendo. Por lo general recomiendo hacer un ayuno que vaya de las 20:00 día de inicio, hasta las 24:00 del día siguiente. Esto te dará una ventana desde el mediodía hasta las 8 pm para comer.

Durante tu tiempo de ayuno te recomiendo que consumas solamente líquidos y edulcorantes en base a plantas naturales.

Desde el punto de vista del ejercicio, deberás trata de hacer ejercicio en ayunas. Para realizar una rutina acorde con su ayuno puede empezar ejercitándote por las mañanas, justo cuando te despiertas, o unos momentos antes de la hora del almuerzo. La clave es hacer ejercicio en ayunas para así mantener tu cuerpo en un estado cetogénico en el que quemará más grasa como combustible para moverse.

Día 1

Despertando: Puedes tomar un café, té o agua, como prefieras.

Mañana: Tomar únicamente líquidos como el agua, café y té y cero calorías, así mismo escoger solo edulcorantes naturales como la stevia o xilitol.

Almuerzo: Pechuga de pollo como fuente protéica - con muchas verduras de hoja verde - u otra fuente de proteínas como la carne de res, cerdo, pescado o pavo. Trate de añadir algunas grasas buenas como el coco o el aguacate.

Snacks: los frutos secos y las semillas son excelentes bocadillos durante día.

Cena: Tener una cena entre 6 y 8 de la tarde. Salmón (u otra fuente de pescado o de proteína saludable) y verduras.

A la hora de dormir: evita comer dos horas antes de irte a dormir.

Dia 2

Despertando: Igual que el día 1, café o té para empezar a moverse, según sea necesario.

Mañana: Se tomarán los mismos líquidos del día 1. De nuevo tomar edulcorantes naturales y no artificiales.

Almuerzo: Proteína con verduras.

Snacks: Frutos secos, semillas o bayas (cerezas...etc)

Cena: Has la misma ventana de dos horas para comer una o dos comidas pequeñas. Prueba ahora con una pechuga de pollo al horno acompañada con verduras asadas al horno.

A la hora de dormir: Procura esperar dos horas después de comer para ir a dormir

Tu dieta deberá estar compuesta principalmente por alimentos no procesados. Carne, pescado, huevos, vegetales, y una pequeña cantidad de fruta baja en glucémicos esto es lo que tus comidas deberán contener. Los alimentos procesados tienden a ser muy altos en calorías y muy bajos en valor nutricional. Si deseas un día hacer una clásica trampita, trata de guardarte estos gustos nada saludables para los fines de semana.

Bebe mucha, pero mucha agua. Trata de beber por lo menos ½ onza por cada libra de tu peso corporal en agua. Esto puede sonar como una exageración de agua, pero lo que conseguirás realmente con esto es una ayuda para mantenerte lleno e hidratado. Las personas promedio, muchas veces piensan que están sintiendo hambre en realidad lo que están sintiendo es simplemente la sensación de sed. El agua potable ayudará a suprimir la sensación de hambre. También puedes masticar goma de mascar sin azúcar para darle a tu boca algo que hacer. Los estudios han demostrado que los chicles y gomas de mascar con edulcorantes se pueden convertir en calorías en tu estómago, así que mejor asegúrate siempre de utilizar la variedad sin azúcar.

Tradicionalmente, la mayoría de los instructores y entrenadores suelen recomendar tomarse un gran desayuno o realizar entre 4 y 5 comidas bien equilibradas a lo largo del día. El método 16/8 prescribe saltarse el desayuno como parte del ayuno prolongado natural.

Definitivamente, es una gran idea que utilices tu tiempo de ayuno para ser productivo. Sentarse por ahí, de rincón en rincón, sintiendo la sensación de hambre sólo hará las cosas más difíciles para la consecución de tus objetivos.

El método 16/8 se utiliza a menudo en combinación con un estricto régimen de ejercicios y como tal se debe utilizar en combinación con aminoácidos de cadena ramificada. ¿Cómo y cuándo usar éstos aminoácidos?, esto es algo que se discutirá en el capítulo siguiente.

Si has decidido llevar a cabo en paralelo ambas prácticas, tanto el "ayuno intermitente 16/8" como la rutina de ejercicios, con un régimen de entrenamiento intenso, es recomendable agregar más proteínas a tu comida de la noche. Busca las proteínas de origen animal o vegetal o también puedes consumir suplementos de proteína.

Capítulo 4: "Método de Ayuno 16/8" con Suplementación BCAA

BCAA quiere decir "aminoácidos de cadena ramificada" (en inglés: "Branched Chain Amino Acid") y si lo que tu lector deseas es ganar músculo practicando el ayuno intermitente es importante que entiendas su función. Si tu tiempo de entrenamiento cae durante el tiempo de ayuno, entonces éste te ayudará mucho a hacer la rutina de ejercicios sin perder músculo.

Son tres los aminoácidos a los que se hace referencia cuando la gente habla de BCAA, éstos son la valina, la leucina, y la isoleucina. Por lo general, este tipo de suplementación es útil para las personas que se mantienen con una baja ingesta de proteínas en su dieta. También se utiliza para proteger de la fatiga a los atletas novatos. Debido a que tu cuerpo no recibe el flujo de calorías que suele recibir cuando no está en ayunas, los BCAA pueden ayudarte a no caer en la fatiga muscular.

Aquí te presentamos un ejemplo de cómo utilizar los BCAA para obtener el máximo provecho de tu rutina combinada de ayuno y ejercicio:

6:45 am: 10 g de BCAA

07 a.m.: Entrenamiento con pesas,

09 a.m.: 10 g de BCAA,

11:00 hrs: 10 g de BCAA,

13:00: Comida,

16:00: Bocado (snack opcional)

20:00: Comida.

Este método puede ser muy útil para cualquier persona que desee cumplir los dos objetivos: perder peso, y a la vez ganar músculo y fuerza. Además, mejorará, en general, la composición de todo su organismo y su cuerpo.

Algunas cosas a tener en cuenta al hacer ejercicio con BCAA y el método

16/8 son:

- La ventana de alimentación debe mantenerse lo más consistentemente posible, ya que tu cuerpo se acostumbrará a comer a ciertas horas. Mantener una rutina hará que todo el proceso sea más fácil para ti.
- Los BCAA vienen en forma de polvo y tabletas. En general, las tabletas son más baratas, pero, también, menos convenientes. El polvo se puede mezclar en tu botella de agua. Te aconsejamos beber el primer tercio unos 5 o 15 minutos antes de comenzar tu entrenamiento y luego otro tercio cada dos horas.
- Los BCAA tomados sin mezclarlos en forma de polvo tienen un sabor horrible. Muchas formulaciones en base a estos aminoácidos son realizadas mezclándolas con aspartamo o edulcorantes artificiales para mejorar el sabor. Mi consejo es que te mantengas alejado de éstas formulaciones y te quedes siempre con los BCAA en polvo, puedes mezclar éste polvo con stevia y verás que buen sabor tendrá y cuán agradable se volverá, si lo prefieres toma los BCAA en tabletas.
- También se dispone en la actualidad de BCAA con formulación vegetariana, ¡y vaya que se están haciendo bastante populares estos BCAA veganos!

Capítulo 5: El ejercicio y el ayuno intermitente

Una pregunta que la gente común se hace al pensar en el ayuno intermitente es si "es o no es" seguro y saludable hacerlo cuando se está siguiendo una rutina aeróbica o anaeróbica, es decir, mientras no se tiene nada en el estómago. Si se hace correctamente, es totalmente cierto que puede ayudarte a quemar las reservas de grasa indeseada de tu cuerpo. El mantenimiento de una rutina de ejercicios es vital tanto para tu salud mental como la física. De hecho, hacer ejercicio y correr en un estado de ayuno es una gran manera de poner a tu cuerpo bajo un correcto estado de "adaptación a las grasas" mejorando notablemente tu estado mental.

Tú ya has escuchado muy bien, y muchas veces, el famoso dicho: el 80% del éxito proviene de la dieta, y el 20% del ejercicio, y sabes...¡Esta es la verdad absoluta! Imagínate si pudiéramos hacer que nuestro cuerpo quemara más grasa en reposo utilizándola como combustible y luego lográramos quemar más grasa, de manera eficiente y saludable, durante el ejercicio. Como dije en el capítulo anterior la mayoría de nosotros tenemos 40.000 calorías de grasa en nuestro cuerpo en un momento dado y alrededor de 1.200 calorías de glucógeno muscular o azúcar. Imagínate, amable lector, cuán lejos iríamos o cuánto más aún podríamos ejercitarnos si tuviéramos acceso a dicho depósito de combustible de 40.000 calorías.

Como primer paso para quemar más grasa durante el ejercicio es necesario tener lo que se conoce como una base aeróbica. La manera de construir esta base es a través de la formación de la frecuencia cardíaca aeróbica, esto elevará lo que se conoce como nuestra "capacidad aeróbica".

La capacidad aeróbica se define como "la cantidad máxima de oxígeno en mililitros (ml) que un atleta puede utilizar en un minuto por cada kilogramo de peso corporal". En términos simples, mientras más alta es la base aeróbica, o capacidad, mayor será el trabajo que pueda una persona realizar. El mejor método para mejorar el tren de la frecuencia cardíaca que he encontrado ha sido el "entrenamiento MAF" de Phil Maffetone. He incluido un enlace sobre esto en la formación del ritmo cardíaco aquí.

¿Qué beneficio nos reporta esto a la hora de hacer ejercicio? En esencia, el beneficio de tener una base aeróbica alta será el aumento en cuanto al tamaño y la fuerza de nuestro corazón, una óptima concentración de hemoglobina en la sangre, la densidad de nuestros capilares mejorará, así como un aumento en el número de mitocondrias en los músculos. Los beneficios van mucho más allá de lo que contempla la razón de ser de este libro, pero esencialmente mediante el desarrollo de una sólida base aeróbica nos volvemos más saludables tanto por dentro como por fuera, a niveles muy profundos y notables.

Lo que todo esto nos quiere decir, dentro de nuestra práctica de ayuno intermitente, es que, cuando se está entrenando en un estado de ayuno el cuerpo se vuelve mucho más eficiente para quemar la grasa como combustible, la utiliza y se deshace de ella rápidamente. Desde un aspecto puramente aeróbico, vemos que el cuerpo gana la capacidad de utilizar el oxígeno de manera más eficiente y esto a su vez lo hará más eficiente en el ejercicio bien sea aeróbico o anaeróbico.

Si lo que buscas es ganancia muscular, aumentar tu masa, el ayuno puede ayudarte realmente, ya que te hará aumentar la producción de ciertas hormonas en el cuerpo. Aparte del entrenamiento con pesas, siempre junto con una adecuada cantidad de tiempo dedicada al sueño durmiendo con regularidad, el ayuno ha demostrado ser uno de los métodos más eficaces para aumentar la hormona de crecimiento humano o HGH. Los estudios también han sugerido que el ayuno en combinación con el ejercicio regular puede aumentar los niveles de testosterona en los hombres y las mujeres, la testosterona es otra hormona que tiene la capacidad de disminuir la grasa corporal y aumentar la masa muscular. A continuación, mis recomendaciones:

- No se exija demasiado. Si usted está haciendo cardio, asegúrese de que cuenta con la capacidad de mantener una conversación durante su rutina. A medida que usted vaya yendo a ritmo cada vez más lento, irá progresivamente logrando una correcta adaptación a las grasas. Escuche a su cuerpo siempre y pare si empieza a sentirse mareado o aturdido.

- Planifique sus entrenamientos de alta intensidad reservando para ellos justo ese momento en el que está preparándose para romper su ayuno. El método de 16/8, en particular, recomienda programar sus comidas para cuando se planea hacer cualquier ejercicio que vaya de moderado a intenso. Si su entrenamiento es muy intenso, deberá implementar una merienda rica en hidratos de carbono.

- Si usted se dedica al levantamiento de pesas, asegúrese de que está recibiendo suficiente proteína o una adecuada suplementación con BCAAs. Dese un buen "Festín" en las comidas con alto contenido protéico. Comer proteína sobre una base regular es vital para el crecimiento muscular.

- Al planear sus comidas teniendo los entrenamientos en la mente, trate de combinar los carbohidratos de acción rápida con una proteína que le sirva bien para estabilizar el azúcar en la sangre después de su entrenamiento. Un plátano y un poco de mantequilla de maní es un buen ejemplo.

- Se acuerda de los BCAAs? Éstos aminoácidos son muy útiles en la planificación de su régimen de ejercicio. Utilícelos para suplementar su entrenamiento cuando se encuentre practicando a la par un periodo de ayuno, pero recuerde siempre que no debe de exigirse demasiado.

Aquí le presento algunas rutinas que le servirán de ejemplo para hacer ejercicio cuando se practica un régimen de ayuno intermitente:

Ejercicio para hacer temprano por la mañana:

- Ejercicio en ayunas por la mañana muy temprana: aeróbico o anaeróbico, ejemplo correr o levantamiento de pesas.

- Tome una medida de hasta 30grams de BCAAs inmediatamente después del ejercicio y antes del almuerzo.

- Alrededor del mediodía: almuerzo. Trate de ingerir entre el 20-25% de calorías diariamente.

- Alrededor de las 3 PM: Bocado (snack nutricional) de altos niveles de grasas saludables, este requerimiento se puede obtener de las nueces y semillas.

- Entre las 4pm y las 5pm: la cena. Esta debe de ser su comida más abundante en el día.

- Ayuno desde las 8p.m. hasta las 12 horas del mediodía del día siguiente.

Para la hora del almuerzo justo después del ejercicio-rutina:

- Justo antes del mediodía: Tomar hasta 30grams de BCAAs.

- Ejercicio: aeróbico o anaeróbico, de nuevo como ejemplo correr o levantamiento de pesas.

- Después del ejercicio entre la 1pm y las 2 pm: almuerzo. Ingiera entre el 20-25% de su ingesta de calorías por día.

- Alrededor de 3pm a 4pm: Bocado (snack nutricional) de altos niveles de grasas saludables, este requerimiento se puede obtener de las nueces y semillas.

- Alrededor de las 6 PM: La cena. Las calorías de esta comida deberán de ser iguales a las de su primera comida.

- Alrededor de 8-9 PM: comer algo ligero. Un bocado nutricional si lo prefiere.

- Ayuno desde las 9 pm o 10 pm, hasta la 1pm o 2 pm del día siguiente.

Lo más probable es que usted no se ejercite diariamente. Entonces, durante los días de descanso, su comida principal deberá de ser la primera en lugar de la última comida del día. Si se encuentra en su día de descanso, el objetivo deberá ser consumir aproximadamente el 35-40% de las calorías en su primera comida. Ingiera una gran cantidad de alimentos proteicos durante este tiempo.

Muchos entrenadores recomiendan tomar suplementos diarios cuando se lleva una rutina de ejercicios paralelamente al ayuno intermitente. Nuestro estilo de vida actual y nuestro entorno nos hacen sumamente difícil el conseguir todos los nutrientes necesarios y, en algunos casos, este requerimiento se vuelve imposible de cumplir en su totalidad. Para estos casos lo que recomiendo es algún tipo de suplementación en nutrientes básicos para cumplir con lo que falta a la dieta. Por ejemplo, algo sencillo: una fuente de proteínas, una fuente animal rica en grasas omega 3, vitamina D, y un pro-biótico. Este es el enfoque principal que puede cumplir bien con los requerimientos de nutrición que su cuerpo requiere bajo estas condiciones de las que hablamos; esencialmente, sólo tiene que rellenar los vacíos nutricionales.

Estos son los suplementos que recomiendo:

- Probióticos: En el Paleolítico, solíamos comer la tierra misma junto con la suciedad y los muchos miles de billones de organismos que se incluyen en cada uno de tales sencillos y salvajes bocados. Estos organismos entraban en nuestra boca todos los días, poblando nuestras entrañas, la mayoría son bacterias "amistosas" que realmente ayudan a digerir los alimentos y fortalecen nuestro sistema inmunológico. El problema, a día de hoy, es precisamente que ya no comemos la tierra – y la suciedad anexa a ella; lavamos todo lo que comemos. Por supuesto, teniendo en cuenta lo que está en y sobre la tierra que nos rodea, esto es probablemente lo mejor que podemos hacer en nuestro tiempo, lavarlo todo, pero en nuestro moderno procedimiento higienizador hemos eliminado del todo la oportunidad de ingerir las bacterias saludables que nuestro organismo sí necesita y está diseñado para consumir. Por eso recomiendo un pro-biótico de amplio espectro de 20-40 unidades formadoras de colonias (UFC) por día. Este es el producto que utilizo, **Haga clic aquí para pedir.**

- Aceites o ácidos grasos de pescado Omega-3: Históricamente, obtuvimos nuestros ácidos grasos esenciales, tanto en Omega 3 y 6, a partir de fuentes dieté- ticas obtenidas de la caza de animales, de la pesca de peces y mariscos, e incluso de fuentes menos apetitosas como son los gusanos e insectos. Nuestro moderno suministro de alimentos en base a granos, que se completa tan perfectamente gracias a la inclusión de aceites vegetales refinados ricos en ácidos grasos omega 6, ha alterado por completo el equilibrio crítico que deben de conservar los ácidos grasos omega 3: 6 en nuestra dieta moderna. Sugiero que complemente su dieta con aceites de pescado de calidad farmacéutica pura, que ha demostrado ser la mejor manera de re-equilibrar esta importante relación. Recomiendo un total de 800-1,000mg de EPA / DHA Omega-3 por día. Revise las etiquetas para asegurarse de que lo que está comprando tiene los niveles adecuados de Omega. Las cápsulas pueden funcionar, siempre y cuando no te importe mucho la inconveniencia de tragar un gran puñado de cápsulas, lo que suele ser algo casi asfixiante para la mayoría. Si las cápsulas tienen un olor muy fuerte para su gusto, lo mejor que puede hacer es ponerlas en el congelador. Esto además preservará la fuente de omega por más tiempo mientras que a la par se deshace del olor. Este es el producto que utilizo, **Haga clic aquí para pedir.**

- Vitamina D: Obtener un adecuado nivel de vitamina D es esencial para su salud. Con más de 3000 sitios de asimilación de la vitamina D dispersados en cada célula de nuestro organismo, podemos considerar que estamos claramente diseñados para pasar un buen tiempo bajo el sol, suministro natural de vitamina D para nuestro cuerpo, favoreciéndonos de los beneficios de estos rayos que nos ayudan en la estimulación y buena producción de esta vital pro-hormona. Desafortunadamente, nuestros diversos estilos de vida modernos rara vez permiten dicha exposición regular al sol, especialmente en los climas del norte. Los niños menores de un año de edad pueden comenzar con 5000 UI, e ir incrementando progresivamente la dosis hasta los 25 UI / lb. de peso corporal y así hasta alcanzar la dosis para adultos. Algunas personas pueden llegar a necesitar más de un período de tiempo, pero por lo general unas 5000-6000 UI al día mantendrán sus niveles dentro de un rango adecuado para la función fisiológica normal. Este es el producto que utilizo, **Haga clic aquí para pedir.**

Ahora nos ocuparemos de algunos de los otros suplementos que usted puede elegir para agregarlos a su rutina de entrenamiento. Tengo la certeza de que estos funcionarán de maravilla para complementar su ayuno intermitente junto con su nutrición y rutina de ejercicios.

Entrenamiento previo

- Extracto de té verde o EGCG: EGCG es sinónimo de epigalocatequina-3- galato. Este componente se encuentra comúnmente en el té verde y el té, ciertamente, es uno de mis elementos favoritos por las mañanas antes del entrenamiento o pre-entreno. Dado que su objetivo es aumentar la pérdida de grasa, lo que se desea es aumentar el proceso de lipólisis, que es la descomposición de la grasa almacenada. Se ha demostrado que el ECGC tiene la capacidad de bloquear el almacenamiento de carbohidratos en las células adiposas, y también ayudar a la apoptosis de éstas llamadas células de la grasa, conduciéndolas a la muerte celular, con lo que nos desharíamos totalmente de estos molestosos adipocitos. La correcta dosificación de EGCG debe ser aproximadamente de unos 325 mg por día para aumentar la tasa de lipólisis. El EGCG es un flavonoide del té verde, debe de buscar la versión descafeinada. Este es el producto que utilizo, **Haga clic aquí para pedir.**

- El ácido alfa lipoico o ácido / lipoico ALA: ALA es un fuerte antioxidante que ayuda a proteger al cuerpo contra la descomposición y el desgaste. Ofrece un óptimo beneficio al favorecer la pérdida de grasa por su resistencia contra la insulina. Al igual que el ayuno nos ayuda a regular mejor nuestro nivel de insulina, el ALA ayuda a que nuestro cuerpo esté menos dispuesto a almacenar las calorías adicionales en forma de grasa. La dosificación de ALA debe ser de aproximadamente unos 300 mg al día. Este es el producto que utilizo, **Haga clic aquí para pedir.**

- La cafeína: Esto podrá parecerle fuera de lo común, pero es un hecho que la cafeína no sólo tiene la capacidad de darle un buen impulso para motivarlo durante sus actividades diarias, sino que, además, ha quedado demostrado que una dosis de 1-3 mg por libra de peso corporal de cafeína puede aumentar la fuerza en la parte superior del cuerpo. Consecuentemente, al combinar cafeína con EGCG realmente se consigue un notable aumento del lipólisis. Como nota al margen, si ya está bebiendo el té o el café de la mañana con la cafeína no será necesario adicionarle ningún complemento más. También es cierto que a muchas personas la cafeína no les sienta bien, en este caso al probarla por primera vez se recomienda que lo hagan en una dosis pequeña y luego observen cómo les sienta en su estómago.

- beta-alanina: Este componente trabaja a través de una específica acción que consigue en muy alto grado de efectividad disminuir la fatiga asociada con la acumulación de metabolitos como los iones de hidrógeno. Lo que esto significa, para el ejercicio anaeróbico, es que puede aumentar su producción de actividad anaeróbica sin aumentar el peso corporal. En otras palabras, ¿quieres levantar fuerte y potentemente durante tu estado de ayuno? ¡Prueba esto! conseguirás aumentar la cantidad de carnosina almacenada en el cuerpo. La carnosina es un tampón intracelular que reduce la acidez en la sangre, lo que permite un aumento en el rendimiento del ejercicio. Pruebe con una dosis de 3,2 g a 6,4 g por día. Lo mejor es dividir la dosis entre 2 a 3 porciones más pequeñas en un día. Este es el producto que utilizo, **Haga clic aquí pedir.**

Post-Entrenamiento

- Tome creatina: Durante el ejercicio intenso, la creatina se descompone en fosfo- creatina, fosfato de liberación, que se acopla al ADP (difosfato de adenosina) para producir ATP (adenosina trifosfato) que es en última instancia la energía que nuestro cuerpo producirá según lo requiera. La suplementación con creatina no sólo puede conducir a un aumento de la energía, tanto en condiciones aeróbicas como anaeróbicas, sino también aumentar la masa muscular magra. A la administración de suplementos de 3-5 g por día puede seguir a un aumento en la fuerza y la potencia. Los atletas veganos consideran que la creatina se encuentra únicamente en las proteínas de origen animal, pues bien, en tu caso tomar creatina realmente podría aumentar tu rendimiento. Puedes tomarla antes o después de tu entrenamiento, sin embargo, en la actualidad la investigación apunta a que es mejor tomarla como suplementación post-entrenamiento. Recomiendo una fase de carga rápida de creatina seguida de una dosis de mantenimiento. Como regla general durante la fase de carga de 350 mg (.35g) por kilogramo de peso corporal (160 mg o .16g por libra de peso corporal) se podrían tomar unos 20 gramos de creatina durante todo el día mezclada con agua durante la primera semana y luego empezar una fase de mantenimiento con dosis de 3-5 gramos. Este es el producto que utilizo, **Haga clic aquí para pedir.**

- • Glutamina: una vez pasado un tiempo de adaptación, cuando ya empiezas a aumentar tu capacidad de resistencia en tus exigentes rutinas, ves que puedes durar más, entonces aumentas la frecuencia y la intensidad de sus entrenamientos aún más, y todo se siente genial, sin embargo, hay algo que no notas, ¡nadie lo hace! y es el hecho de que los niveles de glutamina en tu suero se ven afectados. Dejar sin atención esta circunstancia puede conducirnos a una disminución en nuestro sistema inmune, así como un riesgoso grado de inhibición de la función de nuestro intestino. La glutamina te ayuda y te sostiene no sólo en cuanto a la protección de tu sistema inmunológico, sino que también impide la permeabilidad intestinal. Nuestro intestino absorbe la glutamina directamente, produciendo luego una secreción mucosa y una sustancia básica para nuestras defensas conocida como "Secreción de Inmunoglobulina A" (SIGA) que detiene los alimentos no digeridos y las toxinas impidiendo que crucen nuestra barrera intestinal y así no puedan pasar a nuestro torrente sanguíneo, lo cual nos intoxicaría. Tomar 10 g de L-glutamina dividida en dos dosis de 5 g al día ha reportado conceder un alto y significativo impacto en la prevención de las enfermedades. Tomar una dosis inmediatamente después de su entrenamiento y la segunda dosis aproximadamente dos horas más tarde. Usted puede tomarla en polvo o en cápsulas, dependiendo de cómo las sienta su paladar. Este es el producto que utilizo, **Haga clic aquí para pedir.**

Capítulo 6: El ayuno intermitente y la dieta cetogénica

Una dieta cetogénica consiste en ingerir un alto contenido de grasa, junto con bajo nivel de carbohidratos. Es similar a la dieta Atkins y las dietas bajas en carbohidratos, pero guarda notables diferencias. Lo que ésta dieta hace es, básicamente, reducir drásticamente la entrada de los carbohidratos a su cuerpo, sustituyéndolos por la grasa; muy bien, pues al hacer esto usted está poniendo su cuerpo en un estado conocido como cetosis. Aunque hay algunas variaciones, la dieta cetogénica estándar consiste en comer 75% de grasa, 20% de proteína, y sólo

5% de carbohidratos.

Existen tres tipos de variantes de la dieta cetogénica. La dieta cetogénica cíclica, que implica mantenerse 5 días en estado cetogénico a lo cual seguirán 2 días de alta ingestión de carbohidratos, en ciclo sucesivo. La dieta cetogénica, es una adaptación específica que le permite añadir carbohidratos a sus entrenamientos. Por último, está la dieta cetogénica que es alta en proteínas, es muy similar a la dieta cetogénica estándar, pero exige un requerimiento proteico mucho mayor,

¡mucha proteína más! Para ésta variante, los macronutrientes son un 60% de grasa, 35% de proteínas, y 5% de carbohidratos.

¿Te has preguntado, por qué es la grasa tan buen elemento para perder peso? Las grasas, los carbohidratos y las proteínas son conocidas como los "macronutrientes" y afectan a nuestro cuerpo de diferentes maneras. La grasa es, con mucho, la comida más rica en calorías y la que mayor capacidad de llenado ofrece y así nos ayuda a consumir menos al día, es decir que comemos menos alimentos gracias a estas reservas adiposas. De hecho, científicamente 1 gramo de proteínas o hidratos de carbono proporciona 4 calorías, mientras que 1 gramo de grasa proporciona 9 calorías.

La dieta cetogénica y el advenimiento del ayuno intermitente fueron tema de famosos escritos desde la antigüedad, apareciendo los primeros estudios sobre ella en antiguos textos médicos griegos e indios. Hipócrates acuñó la famosa frase "Que la comida sea tu medicina y la medicina sea tu alimento" sabio lema que viene a ser una primera indicación de la importancia de la dieta y la nutrición en nuestra salud en general. El primer estudio sobre las dietas cetogénicas se llevó a cabo en Francia en 1911 y fue realizado con el fin de hallar un tratamiento para los epilépticos. Durante este tiempo los pacientes recibían dosis peligrosas de bromuro de potasio, una sustancia que tenía un alto nivel de toxicidad en el cerebro. Se llevaron a 20 pacientes a quienes se les dio y sometió a una dieta vegetariana baja en carbohidratos, y al final de este experimento los estudiosos descubrieron que, aunque sólo unos pocos pacientes redujeron sus ataques, la mayoría de ellos había mejorado su capacidad mental. Con el aumento de la medicina alopática y el descubrimiento de medicamento anticonvulsivo se abandonaron estas terapias nutricionales. Después de ver aproximadamente entre el 20 y 30% de los infantes que padecían de epilepsia, al constatar que todavía tenía convulsiones aún a pesar de estar medicdos, la dieta cetogénica fue retomada y reintroducida con éxito a éstos tratamientos. No hay duda acerca de los beneficios de una dieta cetogénica para los infantes que padecen síndromes epilépticos como los de West, de Lennox- Gastaut, y Dravet todos los tratamientos cetogénicos han tenido resultados positivos en un rango de entre 30-40% de eficacia, con datos basados en la investigación médica actual.

Las dietas cetogénicas también han demostrado ser sumamente útiles en el tratamiento de enfermedades como las de Parkinson, de Alzheimer, y la demencia. La investigación que actualmente viene siendo desarrollada sobre los cuerpos cetónicos, el principal de los cuales viene a ser un "beta hidroxibutirato" ha demostrado que los cuerpos cetónicos pueden, de hecho, cruzar la barrera hematoencefálica y ser utilizados de manera más eficiente que la glucosa como combustible para el cerebro. Un doctor en medicina, Mary Newport, ha hecho la afirmación de que ella ha revertido la enfermedad de Alzheimer que padece su marido tan solo utilizando aceite de coco. En la actualidad existen grandes estudios en marcha en las principales universidades que estudian los efectos del aceite de coco y MCT sobre los trastornos de la función y el deterioro cognitivo.

¿Qué es lo que todos estos hallazgos nos revelan para los temas puntuales que estamos tratando acerca del ayuno intermitente, dietas cetogénicas, pérdida de peso, y el rendimiento? Estos descubrimientos nos dicen que si usted sigue estos protocolos no sólo va a mejorar su salud física, sino también su salud mental y emocional. Cientos y aún miles de personas han encontrado alivio y la curación de muchas enfermedades y condiciones horribles cambiando y eligiendo qué, por qué, y de qué manera comen.

Cuando te decidas a hacer una dieta cetogénica, deberás:

- Evitar los siguientes alimentos: papas, también conocidas como patatas, arroz, panes, pastas, cereales, granos, tortillas (harina o de maíz), jugos de frutas y frutas, productos de soya, alimentos fritos, alimentos procesados, azúcares refinados, patatas fritas y galletas, galletas saladas y salsas, bebidas alcohólicas, ingredientes artificiales, y edulcorantes artificiales. Sé que esto suena quizá exagerado o demasiado a tener en cuenta para hacer esta dieta, pero vamos, confía en mí.

- Quedarte con los siguientes alimentos: carnes, pescados, huevos, mantequilla, nueces y semillas, coco y aguacate, queso, crema de leche y crema cortada, caldos de res, de pollo y de los huesos, verduras bajas en carbohidratos como la coliflor, el apio, la cebolla, la col, la campana pimientos, calabaza, espinacas, calabacín, y café o té. Trate de quedarse con los productos orgánicos, animales alimentados con pasto sin pesticidas, y en lo posible que no hayan sido enjaulados. Lo mejor es no salirse de los alimentos enteros, sin adulteraciones ni alteraciones para sus comidas. El chocolate negro es un buen regalo para las personas que buscan entrar en cetosis. Use esto como una guía, también dispone de un montón de información en Internet, así como de varias recetas.

- De manera similar que, con el ayuno intermitente, se ha demostrado que la dieta cetogénica aumenta la sensibilidad frente a la insulina, así como también reduce los niveles de azúcar en la sangre. Otra ventaja con respecto a las dietas tradicionales es su énfasis en comer grasas. Debido a que tienen impactos similares en su cuerpo, que llega principalmente a utilizar las grasas almacenadas como energía en lugar de la comida que acaba de ingerir, sólo tiene sentido aplicar el método de combinación de ambas técnicas para conseguir un óptimo beneficio.

- Si realmente estás interesado en probar el ayuno intermitente durante el uso de la dieta cetogénica, deberás tener las siguientes cosas en mente:

- No comiences ambas al mismo tiempo. Aprende de los errores de otros ... ¡y me incluyo! Tu cuerpo necesita adaptarse a la dieta cetogénica antes de empezar aquellos períodos de tiempo sin comer que impone el ayuno. Recomiendo, durante las dos primeras semanas, comenzar la dieta cetogénica y luego combinarla con el horario 16/8 del ayuno intermitente, para sacar un mayor provecho para usted.

- Empieza poco a poco, tómate tu tiempo y ve de acuerdo a lo que te siente mejor, siempre por la vía natural. Al inicio, puedes ser que ingreses a un proceso de desintoxicación o limpieza conocido como "reacción de Herxheimer". Una vez que tu cuerpo se haya adaptado y haya comenzado la utilización de las reservas de grasa que tienes, entonces habrás empezado ya el estado de "adaptación de grasa", y en este estado experimentarás menos urgencia por comer. Trate de evitar comer entre comidas antes de pasar a saltarse una comida.

- Mantente ocupado. No gastes mucho tiempo yendo y viniendo de un lado a otro por tu cocina y has todas las cosas que puedas hacer para mantenerse ocupado. No te rodees de tentaciones y sal de tu casa cuando puedas para distraerte mientras te vas adaptando.

- Prepara tus comidas. Siempre es más fácil comer cuando se está preparado. Si usted come las mismas cosas 3-4 veces a la semana es mucho más fácil. Conseguir una olla de barro ha sido una de las mejores inversiones que he hecho, una gran ventaja que me permite hacer comidas y almacenarlas para un momento posterior.

- No esperes que tu nueva dieta y el ayuno intermitente lo arreglen todo. Es absolutamente cierto que puede ayudarte a perder peso y estar saludable, pero también debes de trabajar en tus niveles de estrés y la cantidad de sueño que estás teniendo. Tampoco te olvides de incluir el ejercicio en tu rutina semanal.

Siempre que te encuentres haciendo una dieta cetogénica, recuerda que cuando es llega la hora de comer lo que necesitas son comidas con alto contenido de grasas saludables y, a la vez, bajas en carbohidratos.

Aquí tienes una de mis recetas favoritas para un gran bocado cetogénico. La verdad es que no cocino muy a menudo, pero cuando lo hago me gusta que el resultado sea agradable, fácil y rápido, exactamente igual a lo que se puede lograr con esta receta:

"Bombas de chocolate y mantequilla de grasa" – una verdadera delicia! Lo que necesitarás:

1. Una fuente de combustible (olla y la estufa)

2. Aceite de coco (Dr. Bronner's es la mejor degustación Haga clic aquí para ordenar)

3. Polvo de cacao crudo (Haga clic aquí para ordenar)

4. Mantequilla orgánica de cacahuete (Haga clic aquí para ordenar)

5. Stevia Líquida (Haga clic aquí para ordenar)

6. bandeja magdalena antiadherente (Haga clic aquí para ordenar)

Ingredientes:

1. Aceite virgen de coco orgánico 1. 1 taza

2. 1 taza de mantequilla de maní orgánico o mantequilla de almendra.

3. 4 cucharadas (1/4 taza) de polvo de cacao crudo.

4. 2-3 gotas de Stevia líquida o canela

Instrucciones:

1. Fundir el coco en una olla a fuego lento

2. Añadir la mantequilla de maní, el cacao y la canela

3. Añadir la stevia o canela.

4. Espere a que todo se derrita, evite que llegue al punto de ebullición.

5. Vierta la mezcla en una taza de medir de vidrio o Pyrex

6. Vierta la mezcla en la bandeja magdalena y colóquela en el congelador

7. Espere aproximadamente una hora y a disfrutar éstas deliciosas bombas!

Capítulo 7: Mitos Sobre el Ayuno Intermitente.

Puede haber muchas razones por las que no te decides a iniciar el ayuno. Sientes que no sabes por dónde ni cómo iniciar un ayuno intermitente. Muchas de las razones y excusas más conocidas están basadas en ideas inexactas y falsas sobre la alimentación y el ayuno, ideas que a menudo circulan en nuestros círculos sociales. Las compañías de suplementos nutricionales, del fitness, y las empresas de alimentos gastan millones de dólares para convencer a las personas que necesitan sus productos con el fin de estar sanos y vivir felices. A continuación, vamos a desmontar algunos de los mitos más comunes.

Saltarse el desayuno es malo y promueve la formación de grasa.

No sólo se presenta la idea de no tomar el desayuno como algo horrible, sino que también se implanta el temor a aumentar la grasa abdominal, de acuerdo con este persistente mito. Es cierto que las personas que se saltan el desayuno son más propensas a tener sobrepeso, pero eso se debe a otros estilos de vida, no tiene nada que ver el hecho de saltarse el desayuno. Aquellos que no desayunan se hacen propensos a entrar en un régimen dietético y tienen hábitos alimentarios incongruentes, así como una menor preocupación por su estado de salud en general. Estar en una dieta a menudo resulta en atracones de comida al final del día. Si vas a omitir el desayuno como parte de ayuno intermitente y lo vas a hacer de manera controlada y bien direccionada, no hay ninguna razón por la que te haga acumular grasa. De hecho, la investigación actual ha demostrado que en la mañana los niveles de insulina, sustancia que controla el nivel de azúcar en la sangre, son bajos. Debemos de saber además que, cuando la insulina es baja la producción de la hormona de crecimiento humano (HGH) aumenta, lo que ayuda a quemar grasa, construir músculo, y retardar el proceso de envejecimiento.

Uyy... ¡te sentirás hambriento a morir!!

Es muy cierto que nadie está dispuesto a caminar durante el día, en medio de sus labores bajo esa profunda y molesta sensación de hambre. Bueno, si bien es cierto al principio vas a estar muy hambriento, es igualmente cierto que ésta sensación no va a durar. ¿Por qué? pues escucha, sabemos que casi todo lo que constituye nuestra vida se basa en los hábitos que hemos formado. Los hábitos son herramientas que finalmente acaban por reemplazan a otros hábitos que ya no nos sirven, y una vez adquiridos continúan en nuestras vidas sin tener que usar la fuerza de voluntad con el fin de mantenerlos. Muchas de esas veces en las que tu cuerpo te da las señales típicas del hambre, en realidad sólo está reaccionando a un hábito adquirido que te lleva a comer en un momento determinado. Puede ser difícil hacer caso omiso de estos disparos de hambre al inicio, y también hay que tener en cuenta que puede tardar entre 30 y 60 días para la formación de un nuevo hábito suficientemente fuerte y capaz de reemplazar el antiguo. Cógete a él con todo tu entusiasmo y convicción en él y verás que valdrá la pena. La sensación de hambre a menudo son sólo los antojos disparados por cualquiera de los azúcares o hidratos de carbono. Dale a tu cuerpo tiempo para darse cuenta de que no necesita estas cosas y la sensación de hambre durante tus períodos de ayuno empezará a desaparecer.

Vas a desarrollar deficiencias y problemas de salud!

Cuando se está en ayunas, simplemente estás enseñando a su cuerpo que debe de esperar que los nutrientes lleguen durante ciertos momentos del día. Usted no va a padecer de falta de vitaminas y minerales esenciales. La dieta cetogénica proporciona una nutrición adecuada para nuestro cuerpo. Si esto es una preocupación importante para ti, te recomiendo tomar un multivitamínico en tus días de ayuno. Esta falacia no debería de ser una razón para detenerte en tu decisión de empezar un saludable ayuno intermitente.

¡Sólo lograrás perder masa muscular!

La razón por la que nuestro cuerpo almacena grasa es para utilizarla como fuente de energía cuando lo cree necesario. Ten presente el actuar de nuestros antepasados cazadores-recolectores. La grasa es una molécula de alta energía recuerda que 1 gramo de grasa contiene más de dos veces la energía de un hidrato de carbono o proteína. Que para tu cuerpo sólo tiene sentido quemar la grasa almacenada cuando necesita más energía que la que consumes. Alrededor del 85% de nuestras reservas de calorías se encuentran en los depósitos de grasa y el 14% se encuentra en la proteína. Para lograr mantener nuestra masa muscular se debe de tomar siempre las cantidades adecuadas de proteína y también tener en cuenta los BCAAs, que son una gran manera de conseguir la proteína que necesitas para mantener y aumentar tu masa muscular.

¡Su nivel de azúcar en la sangre será fuera de control!

La verdad de las cosas es que tus niveles de azúcar en la sangre están bien regulados y permanentemente mantenidos si estás y vives sano. Obviamente, esto se aplica a las personas que no son diabéticas ni padecen de otras enfermedades o condiciones de cuidado. Tu nivel de azúcar en la sangre no va a subir o bajar significativamente por el hecho de que permanezcas sin comer por un lapso de 16 horas o incluso un día entero. Sin embargo, los niveles de insulina fluctuarán y nuestro objetivo entonces será reducir la resistencia a la insulina, que es la clave para adquirir el estado de "adaptación de las grasas" y estar saludable. Una vez más, nuestros antepasados a veces tenían que pasar por largos períodos cuando no carecían de comida y según esta herencia el cuerpo humano está diseñado para manejar la situación y adaptarse de muchas maneras al ayuno.

¡El ayuno arruinará el Rendimiento de tu entrenamiento aeróbico!

Investigaciones realizadas sobre las personas que se mantenían en ayuno durante el Ramadán, un mes sagrado musulmán que obliga a observar ayuno durante el día y comer en la noche, mostraron que ésta práctica tenía un efecto insignificante sobre su desempeño durante las actividades aeróbicas. Durante el Ramadán, los fluidos se encuentran restringidos. Si tú estás haciendo un ayuno intermitente simple y a la vez cuidas mantenerte hidratado no deberías de sufrir ningún desbalance ni efecto contrario en el rendimiento de tu entrenamiento en lo absoluto.

¡El ayuno arruinará el Rendimiento de tu Entrenamiento con pesas!

Una vez más esto es un totalmente falso. Con un impulso natural de la hormona del crecimiento humano (HGH) por la mañana y un suministro adecuado de proteínas a través de BCAA durante toda la mañana estarás perfectamente bien. Si necesitas más energía para realizar un entrenamiento de mayor exigencia, con una bebida de té o café tendrás la energía necesaria.

¡Mi colesterol aumentará si ingiero comida rica en grasas!

Ok, así que tengo el colesterol alto, o si no tengo el colesterol alto, pero consumo una dieta de 75% de grasa debería de esperar muy malas noticias, ¿no es verdad? Pues no, no necesariamente. Una nueva investigación arroja luces actuales acerca de la relación entre el colesterol LDL llamado malo, y HDL llamado "colesterol bueno". Esta reciente investigación ha demostrado que el LDL se puede medir de dos formas. Una llamada LDL-C, la cual mide la concentración del nivel de colesterol transportado por las LDL en la sangre, y la segunda LDL-P que mide el número de partículas de LDL en la sangre. Lo que interesa según estos parámetros actuales es el tamaño de las partículas LDL. Este reciente estudio, llevado a cabo actualmente, ha demostrado que el tamaño de su partícula LDL es, con una amplísima ventaja, mucho más preciso como indicador de enfermedad cardiovascular (CVD) que el recuento total del colesterol LDL. La relación encontrada demuestra que, cuanto mayor sea el tamaño de las partículas de LDL en la prueba de LDL-P menor será el riesgo para la salud que los resultados evidenciarán.

Entonces, aún después de ésta exposición, ¿sigues confundido todavía? Digamos con seguridad que, básicamente, comer más grasa no solo puede aumentar el colesterol, sino que también aumentará el tamaño de las partículas de LDL. ¿Eso es bueno para mí? De la misma forma en que hemos visto cómo la investigación actual apunta a los beneficios de las dietas altas en grasa para la enfermedad de Alzheimer, y muchos otros trastornos neurológicos. Nuestro cerebro nos revela que el 60% de su peso es grasa, luego entonces sería acaso sensato creer que cuanta más grasa comamos más inteligente deberíamos de ser?

Capítulo 8: Cuando el ayuno intermitente... ¡no funciona!

Hay ciertos grupos de personas que no deben intentar el ayuno intermitente, o cualquier tipo de ayuno dado su caso en particular. Los mitos discutidos previamente sólo deberán tenerse por falsos en el caso de que la persona no se encuentre dentro de alguno de los siguientes grupos:

- Las mujeres embarazadas o en período de lactancia: Los bebés necesitan un flujo constante de nutrientes y al poner en práctica el ayuno, una mujer embarazada o lactante puede afectar el crecimiento de su bebé de una manera negativa.

- Las personas diabéticas o hipoglucemiantes: bueno, si tú sufres de alguna de estas condiciones, debes de tener cuidado, aunque no es del todo imposible que practiques el ayuno intermitente, pero sólo bajo estricta supervisión de un médico. Estas personas necesitan obtener los nutrientes adecuados en el momento adecuado y por lo tanto puede que no sea apropiada para ellos la práctica del ayuno intermitente.

- Las personas con enfermedades crónicas o en proceso de recuperación: Si su cuerpo está tratando de recuperarse de situaciones especiales, el ayuno intermitente puede retardar el hecho su curación o causar daños adicionales. Consulte con su médico, siempre es recomendable hacerlo cuando no está seguro de si está lo suficientemente sano como para comenzar un régimen de ayuno intermitente.

- Las personas con trastornos de la alimentación: Las víctimas de la anorexia nerviosa y / o bulimia nerviosa no deben nunca tratar de restringir su ingesta de alimentos en ciertas ventanas, debido al potencial impacto negativo sobre su salud mental.

- Las personas con estrés o trastornos del sueño crónicos: Ten cuidado con la tensión o la privación del sueño saludable, ten muy en cuenta esto antes que vayas a intentar nada, de lo contrario el estrés del ayuno pueden llegar a ser demasiado para tu cuerpo.

- Los niños: Cuando un niño está creciendo, tiene una mayor necesidad de nutrientes. Nunca permita que un niño intente hacer el ayuno intermitente, los menor de edad no deben de hacerlo sino solo hasta haber cumplido por lo menos 18 años. Si no te encuentras en ninguna de las categorías anteriormente mencionadas y observas que el ayuno intermitente no te ha dado resultados, puede haber varias razones.

- Puedes estar comiendo demasiado durante las ventanas de alimentos.

También es importante tener en cuenta no sólo la cantidad de alimentos que ingiere sino la calidad de lo que está comiendo. El ejemplo de dieta cetogénica en este libro es un gran comienzo. Al final del día, el dilema sobre la ansiada pérdida de peso se vuelve algo asombrosamente simple. ¡Simplemente, tienes que quemar más calorías de las que consumes!

- ¡Pon los pies en la tierra, estás esperando resultados demasiado buenos, en un tiempo demasiado corto, el proceso aún no acaba! La báscula del baño no es necesariamente la mejor herramienta para medir sus resultados. El número de la escala no puede ir hacia abajo debido a que está ganando músculo, porque estás con el estómago lleno de agua extra que la dieta requiere que bebas, o, simplemente, porque acabas de comer. Trate de pesarse una vez a la semana y hágalo a la misma hora cada semana. También invierta en un dispositivo de bio- impedancia de los que miden el porcentaje de grasa. Es importante mirar y prestar más atención al nivel de grasa corporal que al porcentaje de grasa que puede haber perdido. **Haga clic aquí para pedir**

- ¡La dieta que sigues puede que no sea tan saludable como crees, o más bien puede que sea todo lo contrario! Si vas a comer alimentos altamente procesados durante tus períodos de "no ayuno", esto con toda probabilidad puede evitar que logres tu objetivo de pérdida de peso. También podría causar un impacto negativo en tu salud. Fíjate bien tomar una dieta cetogénica como las que te presento en este libro, también puede ser una dieta paleo y luego observa bien si consigues los resultados esperados.

- No estás verdaderamente motivado, no pones lo que debes de tu parte. Si te resulta demasiado fácil caer en "trampitas", si sabes que no estás cumpliendo con tu ayuno intermitente, intenta hacer una lista de las razones por las que querías empezar este régimen antes de iniciarlo, ¿qué te motivo a tomar esa decisión? Llevar un diario de tu proceso es un gran primer paso para constatar tu progreso tanto dentro (motivación) como por fuera (acción). Abre tu diario y léelo, observa lo que está ocurriendo, cómo van progresando tus acciones, esto te mantendrá motivado cuando te sientas tentado a tirar la toalla.

También te ayudará a estar preparado para hacer frente a la gente negativa que por seguro intervendrá en tu vida, aquellos que se darán la licencia para cuestionar por qué estás haciendo lo que está haciendo, ¿por qué de este régimen de ayuno? Solo tú te puedes contestar esto a ti mismo, nadie más puede intervenir.

- Has intentado hacer demasiado, en un tiempo demasiado corto, ¡dale tiempo a los resultados! Si se trataste de cambiar completamente tu vida durante la noche, vete preparándote para el fracaso. No debes de sobrecargar tu fuerza de voluntad. Debes de poner en práctica tu nuevo plan de modo que lo puedas vivir con comodidad, divídelo en etapas, de éste modo todo será saludable y verás resultados, recuerda siempre se empieza lentamente y cumpliendo el plan sin distracciones, así se logran las cosas, al contrario de aquellos que empezaron aparentemente bien, con un brutal despliegue de poder y lo hicieron y cumplieron con todo durante dos brillantes semanas, para que luego terminen simplemente dejando el plan de lado, olvidado, sin soga ni presa, un plan más que queda inconcluso en sus inconstantes vidas!

Conclusión

¡Nuevamente, gracias por tomarte el tiempo para descargar este libro!

Ahora que ya lo has acabado deberías de tener una buena comprensión y correcto entendimiento acerca de lo que es el "ayuno intermitente", este será para ti un gran comienzo en ésta importante área de la salud: las dietas cetogénicas, pues serás capaz de aplicar estos métodos en tu vida. Siguiendo los consejos y las sugerencias presentadas en este libro deberías de estar ya listo para cosechar los apasionantes beneficios que el ayuno intermitente tiene que ofrecer a todos. Una vez que te hayas iniciado en la práctica del ayuno intermitente, verás que te resultará difícil el imaginar vivir al margen de éste régimen, simplemente tu vida misma te lo pedirá.

Ingresar a un régimen de ayuno significa hacer un cambio en tu vida. Lo que realmente importa es que se debe abrazar con entusiasmo este cambio para lograr tu adaptación, y así consigas un estilo de vida sumamente saludable para ti. El cambio, sin embargo, tiene que venir de ti mismo, tiene que partir de ti, no ir a ti, el generador de este cambio eres tú mismo, todo vendrá desde dentro no desde fuera de ti. La comida y nuestros hábitos alimenticios son una de las cosas más difíciles de cambiar en nuestras vidas, pero, al mismo tiempo, constituyen una de las cosas más gratificantes que podemos hacer para transformar nuestra salud y vitalidad.

Si te ha gustado este libro, por favor tómate solo un momento para dejar un comentario apreciativo en Amazon. En verdad aprecio muchísimo la honesta retroalimentación, y realmente me ayuda a seguir produciendo libros de alta calidad.

Simplemente haz clic aquí para dejar un comentario, o echale un vistazo a mi página web www.fatadapteddoc.com

Sobre el Autor

El Dr. Dan Foss se graduó en la Universidad "Western States Chiropractic College" en el año 2003. Su renovada perspectiva sobre la salud, la nutrición y el ejercicio ha ayudado a miles de personas en la dirección correcta para no sólo mejorar sus dolencias, sino sobre todo para permanecer saludables durante toda su vida. El objetivo que sigue como quiropráctico es consecuente con la noble máxima de ayudar a educar y capacitar a la gente de modo que comprendan cómo funciona el cuerpo humano para que, llegado el momento, puedan tomar las mejores decisiones sobre su salud y bienestar. Durante los últimos 13 años se encuentra abocado a la quiropráctica y desde hace 7 años se desempeña como y de propietario del centro "Pura Vida Chiropractic", un centro del bienestar con sede en San Antonio, Texas, donde atiende a sus pacientes. Cuando no está atendiendo en el centro, se encuentra siendo un padre, esposo, entrenador, mentor y atleta amateur de gran resistencia.

Gracias

Probablemente hayas tenido ya varios libros sobre el tema del ayuno intermitente en tus manos y de pronto al ver mi libro decidiste probarlo por alguna razón. Uno de los regalos más grandes que uno puede dar es el don del conocimiento y compartir este conocimiento era mi objetivo final cuando concebí la composición y producción de este libro. Si de veras te ha gustado por favor comparte tu comentario en Amazon para que otros lectores se animen y puedan disfrutar de él también.

La retroalimentación que recibo a través de los comentarios me permite continuar ayudando y sirviendo a los demás de una mejor manera, es de éste modo como realmente podemos hacer una diferencia positiva en nuestro necesitado mundo. ¡Así que, si te ha gustado, por favor hágamelo saber!

Es tu retroalimentación la que ahora me permitirá continuar ayudando a otros, así es, realmente me ayudará a hacer una diferencia en la vida de las personas. Así que, si te ha gustado, ¡por favor házmelo saber! ¡Gracias!

74584481R00035

Made in the USA
San Bernardino, CA
18 April 2018